Punam Pal
Aashish Contractor
Sughosh V. Upasani

Adesão à medicação e doentes com doenças CV

Punam Pal
Aashish Contractor
Sughosh V. Upasani

Adesão à medicação e doentes com doenças CV

Parte 01 (Introdução e revisão da literatura)

ScienciaScripts

Imprint
Any brand names and product names mentioned in this book are subject to trademark, brand or patent protection and are trademarks or registered trademarks of their respective holders. The use of brand names, product names, common names, trade names, product descriptions etc. even without a particular marking in this work is in no way to be construed to mean that such names may be regarded as unrestricted in respect of trademark and brand protection legislation and could thus be used by anyone.

Cover image: www.ingimage.com

This book is a translation from the original published under ISBN 978-620-2-00907-2.

Publisher:
Sciencia Scripts
is a trademark of
Dodo Books Indian Ocean Ltd. and OmniScriptum S.R.L publishing group

120 High Road, East Finchley, London, N2 9ED, United Kingdom
Str. Armeneasca 28/1, office 1, Chisinau MD-2012, Republic of Moldova, Europe
Printed at: see last page
ISBN: 978-620-7-72104-7

ÍNDICE DE CONTEÚDOS

Ponha o seu coração, mente e alma mesmo nos

seus actos mais pequenos.

Este é o segredo do sucesso.

- Swami Sivananda

PREFÁCIO

Este livro tenta centrar-se num aspeto da adesão do doente. A adesão à farmacoterapia crónica é fraca. A adesão à medicação é uma questão de saúde importante. Para compreender melhor a sua relevância entre as populações vulneráveis, é necessário dispor de uma abordagem de medição válida, fiável e prática. Os investigadores propuseram vários métodos concorrentes, incluindo contagens de comprimidos e medidas de auto-relato. A adesão à medicação foi definida como a medida em que os doentes tomam os medicamentos tal como prescritos pelos seus prestadores de cuidados de saúde. Uma má adesão à medicação diminui os benefícios da farmacoterapia para a saúde. Os doentes idosos com factores de risco coronário necessitam frequentemente de tratamento com múltiplos medicamentos, o que os coloca em maior risco de não aderência. Este estudo tem como objetivo testar a eficácia de um programa abrangente de cuidados farmacêuticos para melhorar a adesão à medicação e os seus efeitos associados na pressão arterial (PA) e no colesterol de lipoproteínas de baixa densidade (LDL-C). Os autores concluíram que um programa de cuidados farmacêuticos conduziu a um aumento da adesão à medicação, à persistência da medicação e a reduções clinicamente significativas da PA e do nível de LDL, ao passo que a interrupção do programa foi associada a uma diminuição da adesão e da persistência da medicação. Os dados foram compilados de forma a serem considerados "prontos a utilizar". Este livro não é do tipo habitual; tentámos torná-lo mais fácil de ler.

RECONHECIMENTO

O(s) autor(es) e o editor agradecem a ajuda e o apoio de todos aqueles que, direta ou indiretamente, contribuíram para a realização deste estudo.

1. RESUMO

ANTECEDENTES:

A adesão à farmacoterapia crónica é fraca. A adesão à medicação é uma questão de saúde importante. Para compreender melhor a sua relevância entre as populações vulneráveis, é necessário dispor de uma abordagem de medição válida, fiável e prática. Os investigadores propuseram vários métodos concorrentes, incluindo contagens de comprimidos e medidas de auto-relato. A adesão à medicação foi definida como a medida em que os doentes tomam os medicamentos tal como prescritos pelos seus prestadores de cuidados de saúde. Uma má adesão à medicação diminui os benefícios da farmacoterapia para a saúde. Os doentes idosos com factores de risco coronário necessitam frequentemente de tratamento com múltiplos medicamentos, o que os coloca em maior risco de não aderência.

OBJECTIVOS:

Testar a eficácia de um programa abrangente de cuidados farmacêuticos para melhorar a adesão à medicação e os seus efeitos associados na tensão arterial (PA) e no colesterol de lipoproteínas de baixa densidade (LDL-C).

MATERIAIS E MÉTODOS:

Estudo de coorte prospetivo e observacional. Neste estudo, observou-se uma melhoria da adesão à medicação e dos seus efeitos associados nos doentes antes e depois do envolvimento do farmacêutico (intervenção). Os registos da farmácia são revistos, a adesão à medicação foi medida pela proporção de dias cobertos. A PDC<80% foi classificada como má adesão. (New York Heart Association)

Grupo A - Hipertensão (grupo habitual), Grupo B - Hiperlipidemia Grupo de intervenção (envolvimento do farmacêutico) Após uma fase de rodagem de 2 meses (medição da adesão inicial, PA e LDL-C), os pacientes entraram numa fase de intervenção de 6 meses (educação padronizada sobre medicação, acompanhamento regular por farmacêuticos e medicamentos dispensados em embalagens específicas). Após a fase de intervenção, os doentes foram aleatorizados para continuarem a receber cuidados farmacêuticos versus cuidados habituais durante mais 6 meses.

RESULTADOS:

Foram incluídos 200 doentes idosos com um máximo de 60-70 anos de idade, que tomavam mais de quatro medicamentos crónicos. Os factores de risco coronário incluíam hipertensão tratada com medicamentos em 102 doentes (91,5%) e hiperlipidemia tratada com medicamentos em 99 doentes

(80,6%). Após 6 meses de intervenção, a adesão à medicação aumentou para 72,22% no grupo de cuidados habituais e para 78,86% no grupo de cuidados farmacêuticos e foi associada a melhorias significativas na PA e no colesterol LDL. Dois meses após a randomização, a persistência da adesão à medicação diminuiu para 69,1% entre os pacientes designados para os cuidados habituais, enquanto que foi mantida em 85,66% nos cuidados farmacêuticos. Este facto foi associado a reduções significativas da PA sistólica no grupo dos cuidados farmacêuticos em comparação com o grupo dos cuidados habituais, mas sem diferenças significativas entre os grupos nos níveis ou reduções DO COLESTEROL LDL.

Conclusões:

Um programa de cuidados farmacêuticos conduziu a um aumento da adesão à medicação, à persistência da medicação e a reduções clinicamente significativas da PA e do nível de LDL, ao passo que a interrupção do programa foi associada a uma diminuição da adesão e da persistência da medicação.

Palavras chave: Adesão à medicação, Lipoproteínas de baixa densidade, Pressão arterial.

2. INTRODUÇÃO

A adesão foi definida como o "envolvimento ativo, voluntário e colaborativo do doente num curso de comportamento mutuamente aceitável para produzir resultados terapêuticos. Esta definição implica que o doente tem uma escolha e que tanto os doentes como os prestadores de cuidados de saúde estabelecem mutuamente os objectivos do tratamento e o regime médico. A adesão à medicação refere-se normalmente ao facto de os doentes tomarem os medicamentos conforme prescrito e de continuarem a tomar a medicação prescrita. A adesão à medicação é uma preocupação crescente para os médicos, os sistemas de saúde e outras partes interessadas (por exemplo, entidades pagadoras) devido à evidência crescente de que a não adesão é prevalente e está associada a resultados adversos e a custos mais elevados dos cuidados de saúde. É provável que a não adesão à medicação aumente nos países em desenvolvimento, à medida que os doentes tomam mais medicamentos para tratar doenças crónicas. **(Circulation.2009)**

O surgimento de medidas de desempenho que recompensam a qualidade com base no cumprimento de objectivos de tratamento, como a pressão arterial e os níveis de lipoproteínas de baixa densidade (LDL), ou de resultados, como a mortalidade ao fim de um ano após a hospitalização por doenças como a adesão aguda ao tratamento do miocárdio. Ao contrário de outras medidas de qualidade que estão sob o controlo mais direto dos prestadores de cuidados e dos sistemas de saúde (por exemplo, a prescrição de medicamentos no momento da alta), a consecução de objectivos terapêuticos e de resultados a longo prazo exige uma parceria com os doentes. A medição da adesão dos doentes à medicação e a utilização de intervenções para melhorar a adesão são raras na prática clínica de rotina. **(Ho et al., adesão à medicação. 2009)** Os adultos com mais de 50 anos de idade têm frequentemente várias doenças crónicas que requerem vários medicamentos. Os potenciais benefícios dos medicamentos são a melhoria da qualidade de vida, a preservação da função cognitiva e física e a redução do risco de co-morbilidade adicional e de morte. Mesmo os medicamentos com benefícios bem documentados para os idosos não são tomados conforme prescrito. **(M. D. Murray et al 2003)**

"A adesão à medicação é definida como a medida em que o comportamento de uma pessoa - tomar medicação, seguir uma dieta e/ou efetuar mudanças no estilo de vida - corresponde às recomendações acordadas com um prestador de cuidados de saúde." **(OMS.2011)** A adesão a medicação tem sido um tema crítico de discussão entre os profissionais de saúde e os meios de comunicação social nos últimos anos. Tomar a medicação conforme as instruções pode parecer simples, mas a não adesão entre os indivíduos com doenças crónicas é um problema de saúde pública complexo e generalizado. Cerca de 3 em cada 4 americanos afirmam que nem sempre tomam os seus medicamentos conforme indicado, o que pode ter consequências graves para a saúde e custos significativos. Muitos doentes não aviam as suas receitas ou não as levantam na farmácia. Outros vão buscar os seus medicamentos mas não seguem as instruções do seu profissional de saúde; por exemplo, podem saltar doses, deixar de tomar um medicamento, tomar mais do que o indicado ou tomá-lo na altura errada do dia.

A não adesão à medicação pode influenciar a eficácia do tratamento, impedindo os doentes de receberem todos os benefícios dos medicamentos prescritos. Pode também causar complicações e contribuir para doenças que resultam em visitas frequentes às urgências e hospitalizações recorrentes. De acordo com o New England Healthcare Institute, a não adesão à medicação custa ao sistema de saúde dos EUA cerca de 290 mil milhões de dólares por ano, uma estática que é agravada pelo facto de as doenças crónicas afectarem quase metade da população dos EUA. Destes doentes, um terço a metade não toma os seus medicamentos conforme prescrito.

Comportamento de toma de medicamentos :

1) **Cumprimento -** É o cumprimento passivo das ordens do médico.

2) **Adesão -** A medida em que uma pessoa toma os medicamentos conforme prescrito.

3) **Concordância -** Parceria **consultiva** e consensual entre o consumidor e o seu médico.

4) **Persistência -** A capacidade de **uma** pessoa para continuar a tomar os medicamentos durante o período de tratamento previsto.

Não cumprimento da medicação

Nos Estados Unidos, 50-70% dos doentes não tomam corretamente os seus medicamentos Os custos do incumprimento por parte dos doentes estão estimados em *mais de 100 mil milhões de dólares* por ano.

Adesão versus não adesão

Aderência é um termo mais exato do que cumprimento. *A conformidade* sugere um processo em que os doentes obedientes seguem passivamente os conselhos dos seus médicos. A *adesão*, por outro lado, é mais adequada à forma como a maioria dos doentes participa ativamente nos seus cuidados e decide por si própria quando e se segue os conselhos do seu médico.

Hipótese

A não adesão dos doentes aos medicamentos pode ser atribuída a 4 razões principais:

✓ Barreira linguística

✓ Baixo nível de escolaridade

✓ Má interação entre o médico e o doente

✓ Obstáculos relacionados com o sistema

Para começar, qual é a dimensão do problema da fraca adesão? Está atualmente estabelecido que aproximadamente 60% dos doentes podem não estar a aderir aos regimes de tratamento a longo prazo 1-2 anos mais tarde. Um bom indicador da adesão a longo prazo é a adesão no início do tratamento. Por outras palavras, o comportamento de adesão é bastante estável. A distribuição da adesão é tri-modal.

Distribuição da adesão

☐ Adherent   ▣ Partial Adherent   ■ Non-adherent

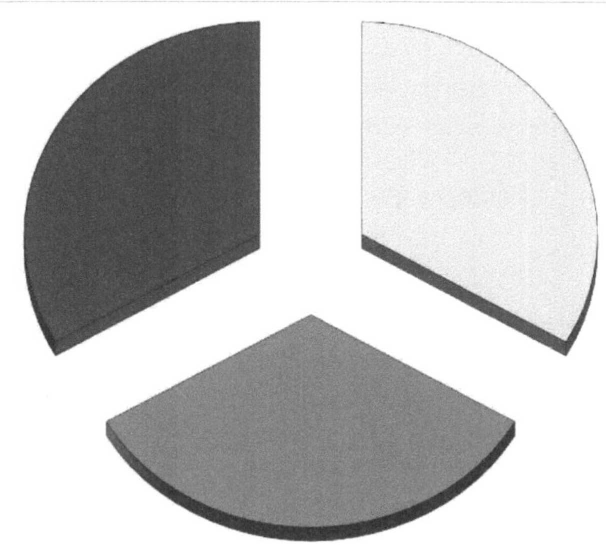

Fig 1.1 Distribuição da adesão

Medição da adesão:-

- **Terapia diretamente observada (DOT):** Teoricamente associada a uma adesão de 100%. É trabalhosa e impraticável fora do contexto institucional

- **Monitorização eletrónica dos frascos de comprimidos, por** exemplo, Sistemas de Monitorização de Eventos de Medicação (MEMS): dispendioso. Um doente pode retirar doses e depois não as tomar. Não pode ser utilizado em embalagens blister.

- **Auto-relato do paciente:** Conveniente e pouco dispendioso.

- **Contagem de comprimidos:** Trabalho intensivo

- **Níveis plasmáticos do fármaco:** Medida objetiva

- **Registos de farmácia/monitorização de recargas de receitas**

- **Ensaio de carga viral**: Não é uma medida primária de adesão. Marcador de substituição: pode ser útil quando utilizado com os auto-relatos dos doentes

Factores que afectam a adesão:

Factores relacionados com os doentes
- Prontidão/compromisso do doente
- Esquecimento
- Viajar para fora de casa
- Estilo de vida
- Depressão
- Culturais
- Socioeconómico
- Etc

Factores relacionados com os prestadores de serviços

- Preparação dos fornecedores - conhecimentos, competências
- Aconselhamento
- Educação dos doentes
- Alertas de medicação, por exemplo, fichas, diários, etc.
- Equipa de adesão
- Apoio ao fornecedor

Factores relacionados com o regime/fármacos

- Carga de comprimidos
- Frequência
- Efeitos secundários
- Restrições alimentares
- Interacções medicamentosas
- Armazenamento

Outros factores

- Custo

Estratégias de intervenção para a adesão

- Educar e motivar: informações básicas sobre os medicamentos, importância da adesão, horários dos medicamentos, interacções medicamentosas, etc.
- Simplificar o regime

- Adaptar o tratamento ao estilo de vida do doente
- Preparar e gerir os efeitos secundários
- Empregar uma equipa de adesão

- Abordar questões relacionadas com os doentes

- Recrutar um monitor de adesão

- Fornecer dispositivos de promoção da adesão
- Utilizar pessoal de cuidados domiciliários para promover a adesão

- Utilizar a adaptação da terapia diretamente observada durante um período a determinar.

Como é que os serviços podem contribuir para a adesão?

- Passar algum tempo a explicar a importância da adesão e ajudá-los a escolher estratégias que os possam ajudar a aderir
- Regimes medicamentosos mais adequados (por exemplo, tempos mais curtos para a conclusão do tratamento)
- Apresentação mais aceitável, por exemplo, anti-malária revestida de açúcar, xaropes, etc.
- Embalagem adequada - embalagem em blister - disposição
- Instruções que acompanham a embalagem - palavras simples/imagens
- Envolver os parceiros para que possam recordar o seu parceiro

Etiquetagem/embalagem de medicamentos

- **Utilizado para explicar**
- Dose, horário, efeitos secundários, coisas a evitar enquanto toma medicamentos
- **A comunicação depende de:**
- Tamanho/clareza das letras
- Linguagem e complexidade das palavras
- Literacia do público e familiaridade com termos médicos
- Qualidade/compreensibilidade das imagens e dos símbolos das imagens, por exemplo, sol/lua para a hora do dia

Aumentar a adesão dos doentes

- Utilizar frases claras (sem jargão)
- Repetir informações essenciais
- Recrutar fontes de apoio
- Adaptação do regime
- Fornecer avisos e lembretes
- Autocontrolo
- Contratação comportamental

Estratégias que as pessoas podem utilizar para se lembrarem das doses

- Integrar os regimes nas rotinas diárias
- Ter uma lista de controlo para registar as doses tomadas

- Contar as doses diárias de uma semana de cada vez
- Utilizar uma caixa de comprimidos, um alarme ou uma agenda diária

Exemplos de métodos utilizados para incentivar a adesão

- Folhetos, instruções
- Embalagem em blister
- Um programa na África do Sul utilizou mensagens de texto para lembrar as pessoas de tomarem os seus medicamentos para a tuberculose
- Auxílios visuais como calendários
- Cartaz a alertar para os perigos da combinação de drogas e álcool (Nicarágua)

Doenças cardiovasculares na Índia

De acordo com estimativas recentes, os casos de doenças cardiovasculares aumentaram de cerca de 2,9 milhões em 2000 para 6,4 milhões em 2015. A maior parte deste aumento dever-se-á à doença coronária - IAM, angina, ICC e doenças inflamatórias do coração. Os dados sugerem igualmente que, embora as taxas de prevalência de DCV nas populações rurais se mantenham inferiores às da população urbana, continuarão a aumentar, atingindo cerca de 13,5% da população rural no grupo etário dos 60-69 anos até 2015. A taxa de prevalência entre as mulheres acompanhará a dos homens de todos os grupos etários.

Na Índia, as doenças cardíacas são a maior causa de morte no país, sendo os ataques cardíacos responsáveis por um terço de todas as mortes causadas por doenças cardíacas. De acordo com uma projeção da Organização Mundial de Saúde (OMS) e do Conselho Indiano de Investigação Médica (ICMR), a Índia será não só a capital dos ataques cardíacos, mas também a capital da diabetes e da hipertensão até 2020.

O enfarte do miocárdio é um acontecimento que põe a vida em risco e toda a gente deve conhecer os sinais de alerta do enfarte do miocárdio. A maioria das pessoas que morre de ataque cardíaco morre na primeira hora após o início dos sintomas. Por isso, conhecer os sintomas de ataque cardíaco e procurar assistência médica imediata é essencial para evitar a morte devido a ataques cardíacos e também para diminuir a quantidade de danos no coração. Medidas como a ressuscitação cardiopulmonar (RCP) e os medicamentos trombolíticos (anti-coágulos), quando administrados precocemente durante o início do ataque cardíaco, podem ajudar a salvar a vida do doente.

O coração é um músculo como qualquer outro no corpo. As artérias fornecem-lhe sangue rico em oxigénio para que possa contrair-se e empurrar o sangue para o resto do corpo. Quando não há um fluxo suficiente de oxigénio para um músculo, a sua função começa a sofrer. Se o fornecimento de oxigénio for completamente bloqueado, o músculo começa a morrer.

- O músculo cardíaco recebe o seu fornecimento de sangue das artérias que se originam na aorta, logo após a saída do coração.
- As artérias coronárias correm ao longo da superfície do coração e fornecem sangue rico em oxigénio ao músculo cardíaco.
- A artéria coronária direita alimenta o ventrículo direito do coração e a parte inferior do ventrículo esquerdo.
- A artéria coronária descendente anterior esquerda supre a maior parte do ventrículo esquerdo, enquanto a artéria circunflexa supre a parte posterior do ventrículo esquerdo.
- Os ventrículos são as câmaras inferiores do coração; o ventrículo direito bombeia o sangue para os pulmões e o esquerdo bombeia-o para o resto do corpo.

Factores de risco de ataque cardíaco

O enfarte do miocárdio é mais frequentemente causado pelo estreitamento das artérias por placas de colesterol e pela sua subsequente rutura. Esta situação é conhecida como doença cardíaca aterosclerótica (DCA) ou doença arterial coronária (DAC).

Os factores de risco da DSA são os mesmos que os do acidente vascular cerebral (doença cerebrovascular) ou da doença vascular periférica. Estes factores de risco incluem:

- um historial familiar ou hereditário,
- fumar cigarros,
- tensão arterial elevada,
- colesterol elevado, e
- diabetes.

Embora a hereditariedade esteja fora do controlo de uma pessoa, todos os outros factores de risco podem ser minimizados para tentar evitar o desenvolvimento de doença arterial coronária. Se a aterosclerose (ateroma = placa de gordura + esclerose = endurecimento) já estiver presente, a minimização destes factores de risco pode diminuir o estreitamento adicional.

Também podem ocorrer causas de enfarte do miocárdio não relacionadas com a doença arterial coronária. Os exemplos incluem:

Consumo de cocaína. Esta droga pode provocar um espasmo das artérias coronárias suficiente para causar um ataque cardíaco. Devido ao seu efeito irritante no sistema elétrico do coração, a cocaína pode também provocar ritmos cardíacos fatais.

Angina de Prinzmetal e vasoespasmo das artérias coronárias

As artérias coronárias podem entrar em espasmo e causar angina sem uma causa específica, o que é conhecido como angina de Prinzmetal. Pode haver alterações no ECG associadas a esta situação e o diagnóstico é feito através de um cateterismo cardíaco que mostra artérias coronárias normais que entram em espasmo quando desafiadas com um medicamento injetado no laboratório de cateterismo. Cerca de 2% a 3% dos doentes com doença cardíaca têm vasoespasmo das artérias coronárias.

Artéria coronária anómala. Na sua posição normal, as artérias coronárias encontram-se na superfície do coração. Por vezes, o trajeto de uma parte da artéria pode mergulhar no próprio músculo cardíaco. Quando o músculo cardíaco se contrai, pode dobrar temporariamente a artéria e causar angina. Mais uma vez, o diagnóstico é efectuado através de cateterismo cardíaco.

Oxigenação inadequada. Tal como qualquer outro músculo, o músculo cardíaco necessita de um fornecimento adequado de oxigénio para funcionar. Se não houver um fornecimento adequado de oxigénio, pode ocorrer angina e ataque cardíaco. É necessário que haja uma quantidade suficiente de glóbulos vermelhos a circular no corpo e uma função pulmonar suficiente para fornecer oxigénio do ar, de modo a que as células cardíacas possam receber os nutrientes de que necessitam. A anemia profunda provocada por hemorragias ou a incapacidade do organismo para produzir glóbulos vermelhos em quantidade suficiente pode precipitar os sintomas de angina. A falta de oxigénio na corrente sanguínea pode ocorrer devido a uma variedade de causas, incluindo insuficiência respiratória, envenenamento por monóxido de carbono ou envenenamento por cianeto.

Quem está em risco?

Os ataques cardíacos afectam tanto homens como mulheres. No entanto, algumas pessoas têm maior probabilidade do que outras de sofrer um ataque cardíaco devido aos seus "factores de risco". Os factores de risco são comportamentos ou condições que aumentam a probabilidade de uma doença. Alguns dos factores de risco de ataque cardíaco estão fora do seu controlo, mas a maioria pode ser modificada para o ajudar a reduzir o risco de ter um primeiro ataque cardíaco ou de o repetir.

Os factores que aumentam o risco de um ataque cardíaco são

Factores que não pode controlar

- Doenças coronárias pré-existentes, incluindo um ataque cardíaco anterior, uma angioplastia ou cirurgia de bypass anterior, ou angina
- Idade-Nos homens, o risco aumenta após os 45 anos; nas mulheres, o risco aumenta após os 55 anos.
- História familiar de doença cardíaca precoce - um pai ou irmão diagnosticado antes dos 55 anos; ou uma mãe ou irmã diagnosticada antes dos 65 anos.

Factores que pode controlar

- Fumar.
- Tensão arterial elevada.
- Colesterol elevado.
- Excesso de peso e obesidade.
- Inatividade física.
- Diabetes.

Os factores de risco não somam os seus efeitos de uma forma simples. Pelo contrário, multiplicam os efeitos uns dos outros. Por isso, é muito importante prevenir ou controlar os factores de risco que podem ser modificados. Se tiver um ou mais destes factores, consulte o seu profissional de saúde para saber como reduzir o risco de ter um primeiro ataque cardíaco ou de ter ataques cardíacos repetidos.

Hipertensão:-

A hipertensão é uma elevação sustentada da pressão arterial sistémica, ou seja, a "pressão arterial elevada". Trata-se de uma doença muito frequente - estima-se que cerca de um quarto de todos os adultos do mundo, a maioria dos quais vive em países em desenvolvimento, sofre de hipertensão, sendo os idosos mais afectados do que os jovens. A associação entre o nível da pressão arterial e as suas consequências é contínua: "A relação entre a pressão arterial e o risco de eventos de doença cardiovascular é contínua, consistente e independente de outros factores de risco. Quanto mais elevada for a pressão arterial, maior é a probabilidade de ataque cardíaco, insuficiência cardíaca, acidente vascular cerebral e doenças renais."

A hipertensão é frequentemente definida como uma pressão arterial sistólica de 140 mmHg e/ou uma pressão arterial diastólica de 90 mmHg, em indivíduos que não estão a tomar medicação anti-hipertensiva. No entanto, esta dicotomização dos doentes nas categorias "hipertensos" ou "normotensos" é, por natureza, arbitrária, e a visão atual do tratamento da hipertensão enfatiza uma abordagem holística do risco cardiovascular: a pressão arterial deve ser considerada no contexto de outros factores de risco (nomeadamente sexo, idade, tabagismo, lípidos no sangue, hereditariedade, obesidade/atividade física, lesões em órgãos-alvo e doença cardiovascular estabelecida) na decisão sobre se, e com que intensidade, um doente individual deve ser tratado.

A doença cardiovascular tem sido descrita como "eminentemente evitável", na medida em que muitos dos seus factores de risco podem ser alterados através de intervenção. Os benefícios do tratamento da hipertensão arterial estão entre os mais bem documentados na medicina 2 e está demonstrado que o tratamento com fármacos reduz o risco de acidente vascular cerebral em 40% e o risco de enfarte do miocárdio em 15%. O tratamento de base da hipertensão arterial consiste na aplicação de medidas de estilo de vida, sempre que estas sejam relevantes, reduzindo o peso, o consumo excessivo de álcool e de sal, deixando de fumar e aumentando a atividade física. A maioria dos doentes com hipertensão acaba, no entanto, por receber uma terapêutica medicamentosa para a sua doença - no estudo de Framingham, o risco ao longo da vida de receber anti-hipertensores. Além disso, mais de dois terços das pessoas com hipertensão não podem ser controladas com um único medicamento e, por conseguinte, necessitam de dois ou mais agentes anti-hipertensores. Na realidade, apesar de serem prescritos medicamentos para a hipertensão a tantas pessoas, poucas conseguem controlar a sua pressão arterial. Uma análise anterior do material do questionário utilizado nesta tese revelou que apenas 14% dos doentes hipertensos medicados tinham atingido níveis de pressão arterial de 140/90 mm Hg, e numa amostra muito maior de europeus que tomam anti-hipertensivos, apenas 8% atingiram o mesmo objetivo. A taxa de controlo é mais elevada nos doentes com doença cardiovascular estabelecida (e que, por isso, correm um risco elevado de contrair mais doença), mas, ainda assim, a nível europeu, menos de metade desses doentes de alto risco atingem efetivamente 140/90 mmHg. Na maioria dos casos, é a pressão arterial sistólica e não a diastólica que permanece descontrolada.

Efeitos secundários

Os efeitos secundários dos medicamentos podem ser considerados como quaisquer consequências indesejadas da toma de medicamentos. Neste sentido mais lato, o facto de ser lembrado da sua hipercolesterolemia por ter de tomar um medicamento para a tratar todos os dias - e não gostar de ser lembrado - seria, por exemplo, considerado um efeito secundário. No entanto, em contextos médicos, o significado do termo limita-se normalmente a *sintomas* indesejados causados por medicamentos. Uma definição pragmática de efeito secundário é que se trata de qualquer sintoma provocado por um medicamento que não é desejado num determinado contexto - e, segundo esta norma, os termos "efeito terapêutico" e "efeito secundário" são permutáveis, dependendo da situação.

Uma definição mais formal e influente de efeito secundário, ou "efeito adverso", é a de Edwards & Aronson: "Uma reação apreciavelmente nociva ou desagradável, resultante de uma intervenção relacionada com a utilização de um medicamento, que prevê o perigo de uma administração futura e justifica a prevenção ou um tratamento específico, ou a alteração do regime de dosagem, ou a retirada do produto." Estes autores utilizam o termo "efeito adverso" para indicar que foi feito um julgamento sobre a causalidade - que foi decidido que o sintoma foi efetivamente causado pelo medicamento em questão. Isto distingue os "efeitos adversos" dos "acontecimentos adversos", que são quaisquer sintomas que possam ocorrer em conjunto com a toma de um medicamento sem serem necessariamente causados por ele. Foi relatado que, em ensaios que compararam substâncias activas com placebos em voluntários saudáveis, cerca de 19% destes voluntários experimentaram efeitos secundários aos placebos.

Adesão à medicação

Trata-se de um fenómeno com muitos nomes. A adesão à medicação (ou, por vezes, apenas "adesão") é o termo que utilizei nos artigos para descrever a medida em que os doentes tomam a medicação de acordo com as recomendações do pessoal de saúde. O termo original (e ainda hoje muito utilizado) era *compliance (cumprimento)*, que mais tarde incomodou as pessoas interessadas no assunto devido à sua conotação com ideias antiquadas sobre médicos que dão ordens aos doentes. Por esta razão, muitos adoptaram o termo *adesão* em seu lugar, mas mais tarde, por razões semelhantes às primeiras, os estudantes do assunto defenderam uma nova mudança para o termo *concordância*. A definição de concordância difere da de adesão: "um acordo alcançado após negociação entre um doente e um profissional de saúde que respeita as crenças e os desejos do doente ao determinar se, quando e como os medicamentos devem ser tomados".

Extensão, efeitos e causas da não adesão

Pensa-se que a não adesão aos tratamentos de longa duração é muito comum, talvez na ordem dos 50%, mas isto depende da forma como é medida e definida [40]. Embora a fiabilidade destes números tenha sido questionada, parece razoavelmente claro que muitos doentes não tomam os tratamentos como prescritos, e isto é considerado como um fator importante por detrás do fraco controlo dos níveis de pressão arterial das pessoas. Entre as causas sugeridas para a não adesão dos doentes aos regimes médicos, contam-se os efeitos secundários, a falta de memória, o défice cognitivo, a incapacidade de pagar os medicamentos, a complexidade dos tratamentos, a falta de instruções, a incompreensão da doença, a má relação entre o médico e o doente e o desacordo dos doentes quanto à necessidade de tratamento. No entanto, tal como referido no preâmbulo, as intervenções destinadas a melhorar a adesão tiveram um sucesso limitado (e as intervenções foram bastante complexas e os seus efeitos não foram duradouros), pelo que tudo o que se sabe sobre a adesão à medicação não se traduziu em grandes benefícios clínicos.

<u>**Adesão e moralidade**</u>

Ter, e comportar-se de acordo com, uma opinião "medicamente inaceitável" ou "não ortodoxa" equivale a desafiar o ponto de vista do establishment médico. A não adesão pode, deste modo, ser interpretada como um sinal de que as pessoas querem afirmar a sua autonomia perante aqueles que pensam que sabem mais. Há, portanto, um elemento de desobediência tanto na não adesão dos doentes como na dos médicos, e quebrar as regras é, por sua vez, algo que está associado ao pecado. Outro aspeto do pecado que é relevante neste contexto é o facto de a hipertensão poder implicar que o doente não foi capaz de resistir às tentações da gula e da preguiça. De facto, basicamente todas as medidas não farmacêuticas que se recomendam aos doentes com hipertensão são de um tipo que geralmente se associa a uma vida irrepreensível. Nesta linha, Lupton propôs que ter um risco para a saúde secundário ao estilo de vida de uma pessoa é o equivalente moderno de ser um pecador. Assim, se uma pessoa se colocou em risco ao não aderir aos princípios gerais de uma vida saudável, o facto de não aderir às recomendações sobre o tratamento medicamentoso é, de certa forma, apenas mais do mesmo.

Definição: A força exercida pelo sangue contra as paredes dos vasos sanguíneos

    o Adequado para manter a perfusão dos tecidos durante a atividade e o repouso

    o Pressão arterial: função primária do débito cardíaco e da resistência vascular sistémica.

PA arterial = débito cardíaco (DC) x resistência vascular sistémica (RVS)

Débito cardíaco = volume sistólico x batimentos por minuto

Resistência vascular sistémica = força que se opõe ao movimento do sangue dentro dos vasos sanguíneos

<u>Mecanismos que regulam a PA</u>

> **Sistema Nervoso Simpático**
> **Endotélio vascular**
> **Sistema Renal**
> **Sistema endócrino**

Hipertensão

<u>Mecanismos que regulam a PA</u>

> **<u>Sistema Nervoso Simpático (SNS)</u>** - nem epinefrina libertada das terminações nervosas simpáticas - para os receptores alfa1, alfa2, beta 1 e beta2

> Reage em segundos

> Aumenta o ritmo cardíaco - cronotrópico

> Aumento da contratilidade cardíaca - inotrópico

> Produz uma vasoconstrição generalizada nas arteríolas periféricas

> Favorece a libertação de renina pelo rim

> **<u>Sistema Nervoso Simpático (SNS)</u>** - Centro Vasomotor Simpático - localizado na medula - interage com muitas áreas do cérebro para manter a PA dentro dos valores normais em várias

condições

.

> Exercício - alterações para satisfazer a procura de oxigénio
> Alterações posturais - vasoconstrição periférica

Sistema **Nervoso Simpático (SNS)** -

Barorreceptores: células nervosas especializadas das artérias carótidas e do arco aórtico

Sensível a alterações da PA:

Aumento: Inibe o SNS - dilatação dos vasos periféricos. Diminuição da frequência cardíaca e diminuição da contratilidade do coração + aumento da atividade parassimpática (nervo vago) diminuição da frequência cardíaca **Diminuição: Ativa o SNS** - constrição dos vasos periféricos, aumento da frequência cardíaca e aumento da contratilidade do coração.

Manifestações clínicas da hipertensão

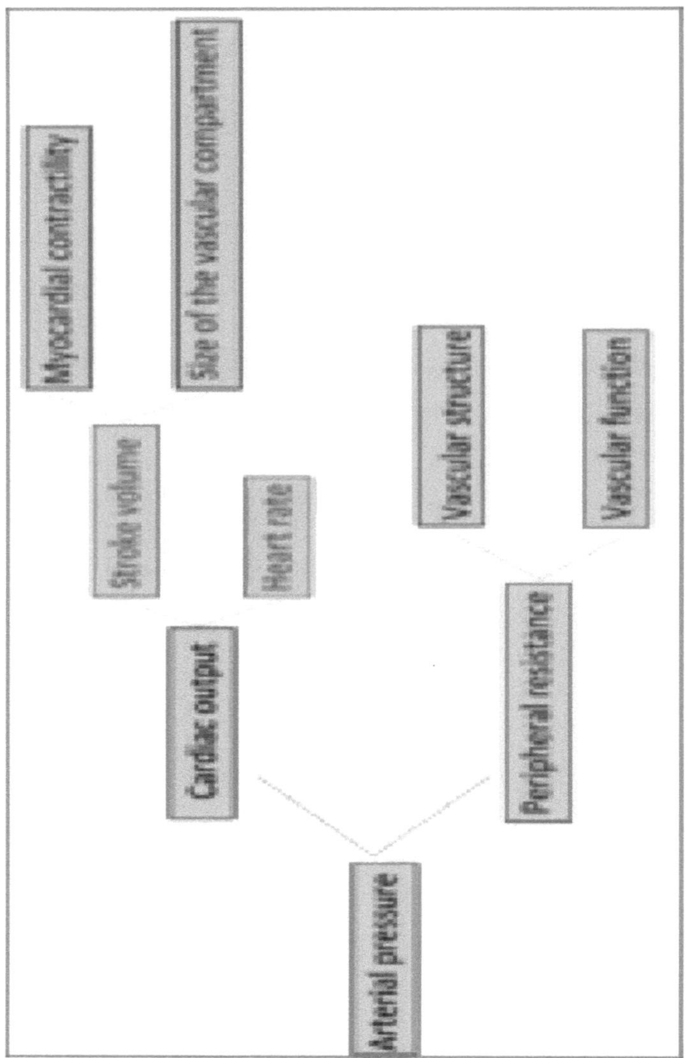

Fig 1.2 Manifestações clínicas na hipertensão Definição do NIH/Comité Misto:

Tabela No.1.1Classificação da Hipertensão

Category	Systolic	Diastolic
Optimal	< 110	< 80
Normal	< 120	<85
High Normal	130-139	85-89
Stage 1	140-159	90-99
Stage 2	160-179	100-109
Stage 3	=>180	=>110

<u>Hipertensão primária Fisiologia patológica:</u>

> <u>Hipertensão primária (essencial):</u>

> Tensão arterial elevada sem causa identificada

> É responsável por 95% de todos os casos de hipertensão

> Causa - desconhecida

<u>Factores contribuintes:</u> Aumento da atividade do SNS, produção excessiva de hormonas retentoras de Na+ e vasoconstritores, aumento da ingestão de Na+

> <u>Factores de risco:</u> Modificáveis

> Hereditariedade - interação de factores genéticos, ambientais e demográficos

> Retenção de água e sódio - 20% dos doentes com dieta rica em Na+ desenvolvem HTN

> Mecanismo Renina-Angiotensina alterado - encontrado em 20% dos pacientes

> Stress e aumento da atividade do SNS

> Resistência à insulina e hiperinsulinemia

> Disfunção das células endoteliais

Causas:

> Estreitamento congénito da aorta

> Doença renal - doença da artéria renal / parenquimatosa

> Doenças endócrinas: Feocromocitoma , Síndrome de Cushing, Hiperaldosteronismo

> Doenças neurológicas - tumores cerebrais / traumatismo craniano

> Apneia do sono

> Medicamentos - estimulantes simpáticos

> Hipertensão induzida pela gravidez

Hiperlipidemia

A hiperlipidemia, hiperlipoproteinemia ou hiperlipidemia (inglês britânico) envolve níveis anormalmente elevados de qualquer um ou de todos os lípidos e/ou lipoproteínas no sangue. Os lípidos (moléculas solúveis em gordura) são transportados numa cápsula proteica. O tamanho dessa cápsula, ou lipoproteína, determina a sua densidade. A densidade da lipoproteína e o tipo de apolipoproteínas que contém determinam o destino da partícula e a sua influência no metabolismo.

As hiperlipidemias dividem-se em subtipos primários e secundários. A hiperlipidemia primária é geralmente devida a causas genéticas (como uma mutação numa proteína recetora), enquanto a hiperlipidemia secundária surge devido a outras causas subjacentes, como a diabetes. As anomalias dos lípidos e das lipoproteínas são comuns na população em geral e são consideradas como um fator de risco modificável para as doenças cardiovasculares devido à sua influência na aterosclerose. Além disso, algumas formas podem predispor à pancreatite aguda.

As hiperlipidemias podem ser classificadas basicamente como familiares ou primárias, causadas por anomalias genéticas específicas, e adquiridas ou secundárias, que levam a alterações no metabolismo dos lípidos e das lipoproteínas no plasma. As hiperlipidemias podem ser idiopáticas, ou seja, sem causa conhecida. As hiperlipidemias também são classificadas de acordo com os tipos de lípidos que se encontram elevados, são eles:

1. Hipercolesterolemia

2. Hipertrigliceridemia

3. Hiperlipidemia combinada

História dos lípidos:

Os quilomícrons transportam as gorduras da mucosa intestinal para o fígado. No fígado, os quilomícrons libertam triglicéridos e algum colesterol e transformam-se em lipoproteínas de baixa densidade (LDL), que transportam a gordura e o colesterol para as células do organismo. As lipoproteínas de alta densidade (HDL) transportam a gordura e o colesterol de volta para o fígado para serem excretados. Quando o colesterol LDL oxidado se torna elevado, ocorre a formação de ateromas nas paredes das artérias, o que causa a aterosclerose. Colesterol aterogénico ^ LDL, VLDL, IDL.

Fig 1.3Fisiopatologia da hiperlipidemia

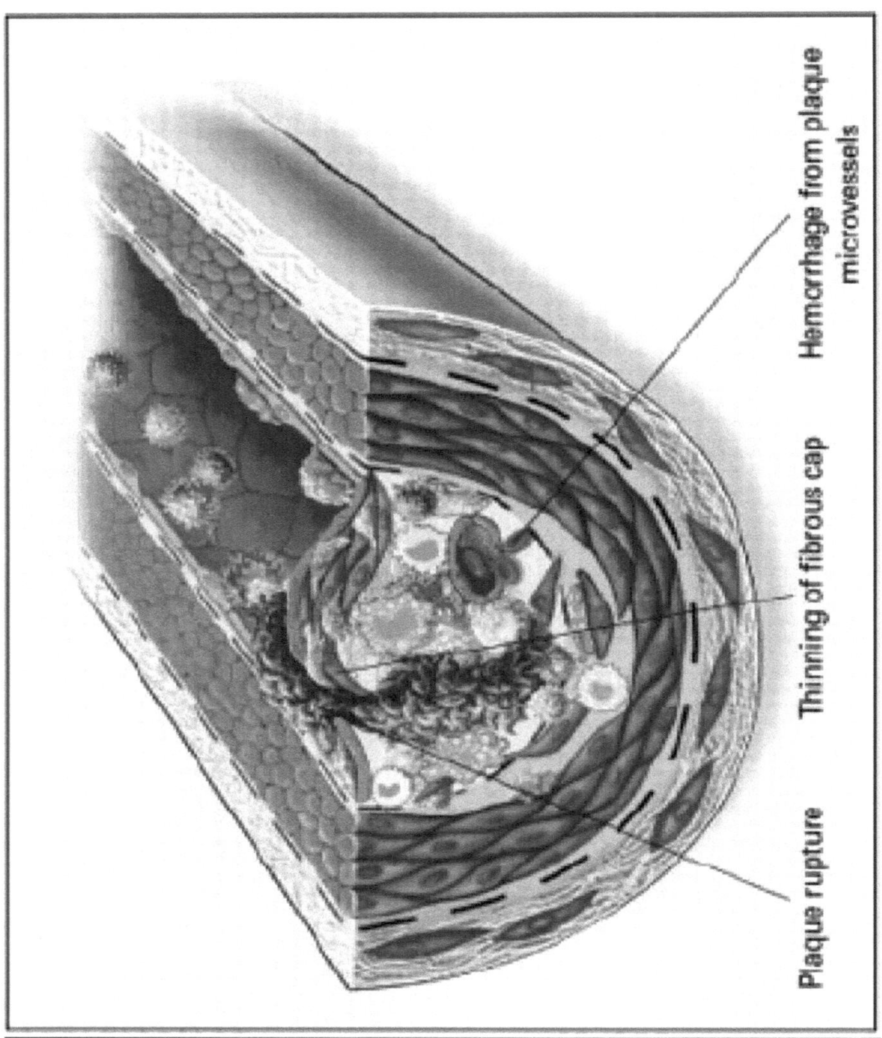

Causas da hiperlipidemia:

- Dieta
- Hipotiroidismo
- Síndrome nefrótica

- Anorexia nervosa
- Doença hepática obstrutiva
- Obesidade
- Diabetes mellitus
- Gravidez
- Doença hepática obstrutiva
- Heaptite aguda
- Lúpus eritematoso sistémico
- SIDA (inibidores da protease)

Causas hereditárias de hiperlipidemia:

- **Hipercolesterolemia familiar**
- Doença genética codominante, ocorre na forma heterozigótica
- Ocorre em 1 em cada 500 indivíduos
- Mutação no recetor de LDL, resultando em níveis elevados de LDL à nascença e ao longo da vida
- Risco elevado de aterosclerose, xantomas tendinosos (75% dos doentes), xantomas tuberosos e xantelasmas oculares.
- **Hiperlipidemia combinada familiar**
- Autossómica dominante
- Aumento das secreções de VLDLs
- **Disbetalipoproteinemia**
- Afecta 1 em cada 10.000
- Resulta na apo E2, uma forma de apoE com defeito de ligação (que normalmente desempenha um papel importante no catabolismo de quilomícrons e VLDL)
- Aumento do risco de aterosclerose, doença vascular periférica
- Xantomas tuberosos, estrias palmares

Objectivos dos lípidos:

LDL

> 100 Ótimo

100-129 > Quase ótimo

130-159 > Limite

160-189 >Alto

> 190 > Muito elevado

Colesterol total

> 200 > Desejável

200-239 > Limite

> 240 > Elevado

HDL

> 40 > Baixo

> 60 > Elevado

Triglicéridos séricos

> 150 > normal

150-199 > Limite

200-499 > Elevado

> 500 > Muito elevado

Objectivos LDL

0-1 Factores de risco:
O objetivo do LDL é 160

Se LDL > 160: Iniciar TLC (alterações terapêuticas do estilo de vida)

Se LDL > 190: Iniciar tratamento farmacológico

2 + Factores de risco

O objetivo do LDL é 130

Se LDL > 130: Iniciar TLC

Se LDL > 160: Iniciar tratamento farmacológico

Doença coronária ou risco equivalente de doença coronária

O objetivo do LDL é 100 (ou 70)

Se LDL > 100: Iniciar CPT e tratamento farmacológico

3. REVISÃO DA LITERATURA

As doenças cardiovasculares (CV) continuam a ser a principal causa de morte de homens e mulheres na Índia e noutros países ocidentais. Nos últimos anos, as doenças cardiovasculares tornaram-se uma causa cada vez mais importante de mortalidade e morbilidade noutras partes do mundo, incluindo a China e outros países asiáticos, onde a mortalidade por doenças cardiovasculares é 2 a 5 vezes superior à mortalidade por doenças infecciosas. Devido a esta tendência, >80% do peso global das doenças cardiovasculares ocorre atualmente nos países em desenvolvimento e não nos países desenvolvidos. Apesar do aumento significativo do número de classes de medicamentos e de agentes individuais disponíveis para combater vários factores de risco CV na prática clínica, a prevalência destes factores de risco, incluindo a hipertensão, a diabetes mellitus e a obesidade, manteve-se praticamente inalterada e, em alguns casos, até aumentou durante a última década. Consequentemente, cerca de 1 em cada 8 adultos nos Estados Unidos é atualmente considerado de alto risco CV, com uma probabilidade >20% de desenvolver doença coronária (CHD) nos próximos 10 anos. Esta estatística preocupante deve-se à combinação de uma população envelhecida, de um estilo de vida cada vez mais sedentário, da alteração das definições de doença, de más escolhas alimentares e da subutilização, por parte dos médicos, de terapêuticas que se revelam eficazes na modificação destes factores de risco. **(The journal of clinical hypertension , volume 9. No 11, novembro de 2007)**

Hipertensão

A hipertensão continua a ser um dos factores de risco mais significativos para o desenvolvimento de acidente vascular cerebral, insuficiência cardíaca congestiva, doença coronária e doença renal nos Estados Unidos. Da mesma forma, o tratamento adequado da hipertensão provou consistentemente reduzir tanto a morbilidade como a mortalidade associadas às doenças cardiovasculares (DCV).

O Sétimo Comité Nacional Conjunto para a Deteção, Avaliação e Tratamento da Pressão Arterial Elevada (JNC-VII) estabelece recomendações para ajudar os prestadores de cuidados de saúde a melhorar a avaliação e a gestão dos doentes com hipertensão. Embora as tendências estejam a melhorar, ainda há muitos doentes que não estão conscientes da sua doença, não estão a receber tratamento quando necessário e, quando recebem tratamento, não atingem os objectivos recomendados para a pressão arterial (PA). Isto representa uma lacura significativa entre os objectivos de tratamento recomendados e os doentes que efetivamente atingem esses objectivos e constitui uma oportunidade clara para todos os prestadores de cuidados de saúde melhorarem os resultados dos doentes com hipertensão.

A hipertensão (HTN) ou pressão arterial elevada, por vezes designada por hipertensão arterial , é uma doença crónica em que a pressão arterial nas artérias é elevada. Isto obriga o coração a trabalhar mais do que o normal para fazer circular o sangue através dos vasos sanguíneos. A pressão arterial envolve duas medições, sistólica e diastólica, que dependem do facto de o músculo cardíaco se estar a contrair (sístole) ou a relaxar entre batimentos (diástole). A tensão arterial normal em repouso situa-se no intervalo de 100-140 mmhg sistólica (leitura superior) e 60-90 mmhg diastólica (leitura inferior). Considera-se que existe uma tensão arterial elevada se esta for persistentemente igual ou superior a 140/90 mmhg. A hipertensão pode ser classificada como hipertensão primária ou essencial ou hipertensão secundária.

Classificação da tensão arterial nos adultos:-Quadro n.º: 3.1

Blood Pressure Classification	Systolic Blood Pressure (mm Hg)		Diastolic Blood Pressure (mm Hg)	Management		
				Lifestyle Modificat ion	Initial Drug Therapy	
					Without Compelling Indication	With Compelling Indication
Normal	<120	a n d	<80	Encourage		
Pre hypertension	120–139	o r	80–89	Yes	No drug indicated	Drugs for compellin g indication sb
Stage 1 hypertension	140–159	o r	90–99	Yes	Thiazide diuretic for most; may consider combinatio n with other hypertensio n drugsa	Drugs for compellin g indication s; other hypertens ion drugs as needed
Stage 2 hypertension	≥ 160	o r	≥ 100	Yes	2-drug combinatio n for most (usually thiazide diuretic + other hypertensio n drugsa)	Drugs for compellin g indication s; other hypertens ion drugs as needed

Definição

A PA varia de minuto a minuto e é influenciada pela técnica de medição, hora do dia, emoção, dor, desconforto, hidratação, temperatura, exercício, postura e medicamentos. A linha divisória entre a PA normal e a hipertensão é arbitrária.1,2,3 Os primeiros dados actuariais da indústria seguradora mostravam um continuum - quanto mais alta a PA, maior o risco de complicações. Devido ao desenho dos primeiros ensaios aleatórios controlados, a pressão arterial diastólica (PAD) serviu como o principal objetivo para a redução de eventos cardiovasculares até à década de 1990. No entanto, evidências mais recentes mostram um risco claro e significativo de eventos cardiovasculares devido à pressão arterial sistólica (PAS) elevada, especialmente em pacientes com idade superior a 50 anos. A PAD é mais preditiva do risco cardiovascular antes dos 50 anos de idade, sendo a PAS mais preditiva a partir daí.5 Alguns ensaios observacionais demonstraram que uma pressão de pulso ampla (PAS menos PAD) é mais preditiva de resultados cardiovasculares negativos do que a PAS ou a PAD isoladamente.

Epidemiologia

Há quem estime que cerca de mil milhões de pessoas sofram de hipertensão em todo o mundo. A Organização Mundial de Saúde sugeriu que o tratamento inadequado da hipertensão representa o risco número um de morte no mundo.3 Os dados mais recentes sugerem que pelo menos 65 milhões de americanos são hipertensos, definidos como tendo uma PA de pelo menos 140/90 mm Hg, tomando uma medicação anti-hipertensiva ou tendo sido informados pelo menos duas vezes por um profissional de saúde que tinham a PA elevada.11 Estes resultados do National Health and Nutrition Examination Survey (NHANES) IV de 1999-2000 mostraram um aumento de 30% na prevalência da doença em comparação com o NHANES III de 1988-1994.

Os adultos mais velhos e os adultos negros não hispânicos são desproporcionadamente afectados pela hipertensão. Aproximadamente 81% dos americanos com hipertensão têm mais de 45 anos de idade, mas este grupo etário representa apenas 46% da população. Além disso, dados recentes sugerem que o risco de hipertensão ao longo da vida é de 90% para os que sobrevivem até aos 80-85 anos de idade.12 As taxas de prevalência de hipertensão ajustadas à idade para os homens negros não hispânicos são 30,7% a 41,5% mais elevadas do que para os homens de outras raças e 27% a 48,5% mais elevadas para as mulheres negras não hispânicas do que para as de outras raças.

O conhecimento da hipertensão aumentou de 50% no período de 1976-1980 para 70% no período de 1999-2000. Do mesmo modo, a percentagem de doentes hipertensos que recebem tratamento e a percentagem dos que recebem tratamento que atingem efetivamente os objectivos recomendados para a PA aumentaram de 31% para 59% e de 10% para 34%, respetivamente, durante o mesmo período.

As mortes por acidente vascular cerebral e doença coronária diminuíram cerca de 50% desde 1972. Estes números representam melhorias significativas resultantes de uma maior consciencialização do público e da comunidade médica. No entanto, 30% dos doentes continuam a desconhecer a sua doença, 40% dos doentes hipertensos não recebem tratamento e 66% não atingem os objectivos recomendados para a tensão arterial.

Fisiopatologia

A PA é mantida dentro de uma faixa relativamente constante, apesar das mudanças na postura e das grandes variações na demanda por suprimento de sangue. Embora se saiba muito sobre o complexo sistema que regula a PA, a patogénese da hipertensão essencial permanece desconhecida. O controlo da PA é feito através de uma interação multifacetada de manipulações neuro-hormonais, renais, vasculares, adrenais e genéticas. Os sistemas neuro-hormonais que desempenham um papel significativo na regulação da PA, tanto em indivíduos saudáveis quanto naqueles com doença, incluem os sistemas simpático e parassimpático, o sistema renina-angiotensina-aldosterona, o sistema endotelina, o sistema peptídeo natriurético e o óxido nítrico, além da adrenomedulina e da leptina.13 Esses sistemas, suas relações e sua contribuição para a disfunção endotelial são o foco central da maioria das teorias da fisiopatologia da hipertensão. As primeiras teorias sugeriam que a retenção renal de sódio expandia o volume vascular, aumentando o débito cardíaco. Acreditava-se que o aumento do débito cardíaco levava a um aumento da resistência vascular. Outras investigações sugeriram que as hormonas natriuréticas podem iniciar a retenção de sódio. Outra teoria sugere que defeitos celulares hereditários causam um aumento do sódio intracelular, levando a um aumento do cálcio iónico e a um aumento do tónus e da reatividade vascular. Também foi sugerido um possível papel primário do sistema nervoso simpático. É provável que vários mecanismos inter-relacionados, e não um único defeito causal, controlem a PA na hipertensão essencial. Foi relatada uma relação entre a hipertensão e a obesidade, a resistência à insulina, a hiperinsulinemia, a intolerância à glucose e a hipertrigliceridemia.

A compreensão do papel que a genética desempenha no desenvolvimento da hipertensão aumentou consideravelmente. Foram identificadas ligações genéticas para o transporte de sódio, bem como para os níveis de óxido nítrico, aldosterona e angiotensinogénio. Embora estas descobertas possam ajudar a prever a resposta dos doentes à terapêutica no futuro, a hipertensão essencial continua a ser um processo que tem de ser controlado e não uma doença curável.

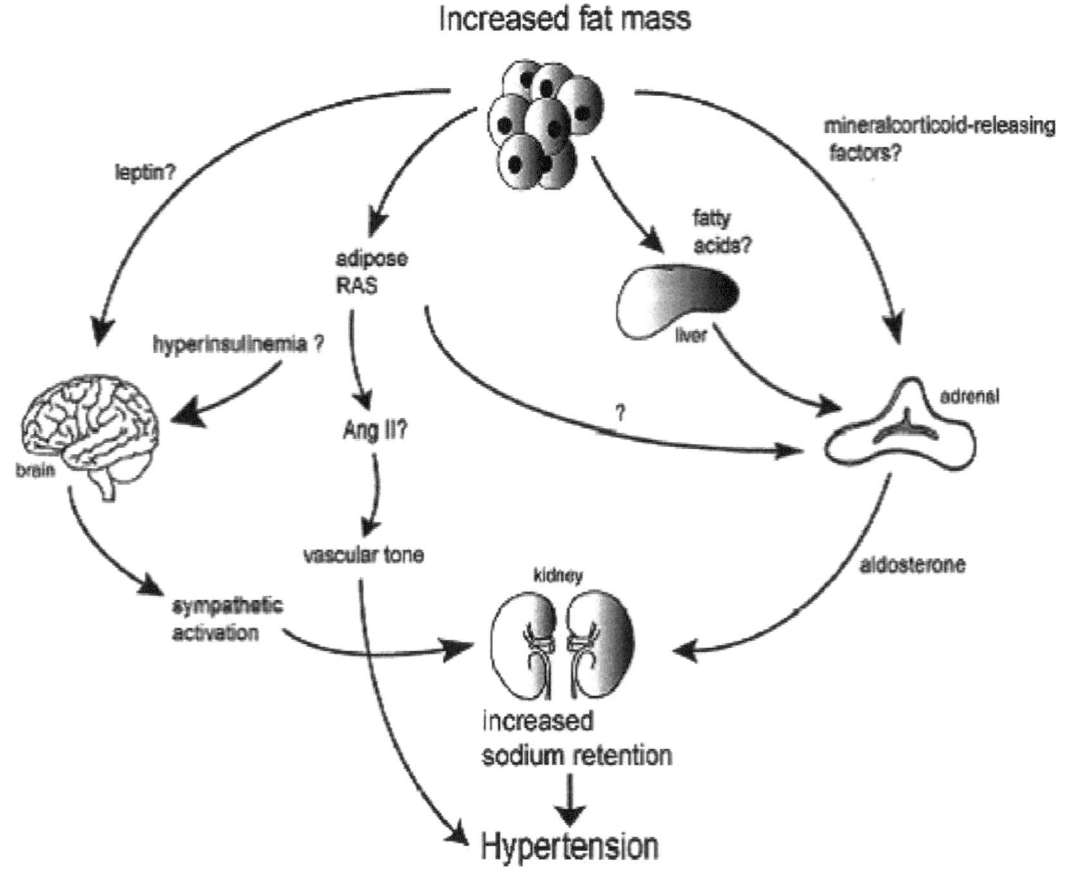

Fig. nº: 3.1 Papel da genética no desenvolvimento da hipertensão

Fator de risco cardiovascular e lesão de órgãos-alvo: Tabela No:3.2

Major Risk Factors	Target Organ Damage
➢ Hypertension ➢ Age (>55 for men, >65 for women) ➢ Diabetes mellitus Elevated LDL (or total) or low HDL cholesterol ➢ Microalbuminuria, ➢ Estimated glomerular filtration rate <60 mL/min ➢ Family history of premature cardiovascular disease (men aged <55 or women aged <65) ➢ Cigarette smoking Physical inactivity ➢ Obesity (Body Mass Index ≥30 kg/m^2)	Heart Left ventricular hypertrophy Angina or prior myocardial infarction Prior coronary revascularization Heart failure Brain Stroke or transient ischemic attack Dementia Chronic kidney disease Peripheral arterial disease Retinopathy

[a]Increased risk begins at approximately 55 and 65 for men and women, respectively. Adult Treatment Panel III used earlier cutpoints to suggest the need for earlier action.
[b]Components of the metabolic syndrome. Reduced HDL and elevated triglycerides are components of the metabolic syndrome. Abdominal obesity is also a component of metabolic syndrome

<u>**Evaluation of Hypertensive Patients**</u>

Cause/Diagnosis	Diagnostic Test (Clinical Finding)
Chronic kidney disease	Estimated glomerular filtration rate (abdominal or flank mass for polycystic kidney disease)
Coarctation of the aorta	Computed tomographic angiography (delayed or absent femoral pulse)
Cushing syndrome and other glucocorticoid excess states, including chronic steroid therapy	History/dexamethasone suppression test (truncal obesity, "moonface," buffalo hump, abdominal striae, hirsutism)
Drug-induced or drug-related	History; drug screening (Table 20.19)
Pheochromocytoma	24-hour urinary metanephrine and normetanephrine (headache, palpitations, sweating)
Primary aldosteronism and other mineralocorticoid excess states	24-hour urinary aldosterone level or specific measurements of other mineralocorticoids (hypokalemia)
Reno vascular hypertension	Doppler flow study; magnetic resonance angiography (abdominal bruit)
Sleep apnea	Sleep study with O_2 saturation (obesity, snoring, tired during daytime)
Thyroid/parathyroid disease	Thyroid-stimulating hormone; serum parathyroid hormone (goiter, hypercalcemia)

Hiperlipidemia

As doenças cardiovasculares continuam a ser a causa número um de morte nos Estados Unidos. De acordo com a American Heart Association, aproximadamente 38% das mortes na América são devidas a doenças cardiovasculares (cerca de 1 em cada 2,6 mortes), e o número total de mortes devidas a doenças cardiovasculares continua a aumentar todos os anos.1 Mais de 70 milhões de americanos têm pelo menos uma forma de doença cardiovascular (incluindo hipertensão, doenças cardíacas congénitas e aterosclerose). Consequentemente, o país gasta mais de 393 mil milhões de dólares no tratamento das doenças cardiovasculares e na sua incapacidade. Os factores de risco que contribuem para as doenças cardiovasculares são comuns e numerosos, e incluem o sexo, a idade, o tabagismo, a diabetes, a hipertensão e a dislipidemia.2 Muitos destes factores de risco, incluindo as dislipidemias, são modificáveis, e a gestão da hiperlipidemia através de terapêutica medicamentosa, em particular, tem sido associada a reduções significativas na morbilidade e mortalidade cardiovasculares.3 Para além de medidas dietéticas, existe uma variedade de medicamentos disponíveis para modificar as várias fracções lipídicas. Estes fármacos são frequentemente utilizados em monoterapia e, cada vez mais, são utilizados em associação para atingir objectivos de tratamento bem definidos e correspondentes reduções significativas da morbilidade e mortalidade cardiovasculares.

Definição

As dislipidemias incluem um valor baixo de colesterol de lipoproteínas de alta densidade (HDL) ou aumentos nas partículas de lipoproteínas aterogénicas, incluindo colesterol, ésteres de colesterol e triglicéridos. A maior parte da evidência epidemiológica diz respeito a valores elevados de colesterol total e de lipoproteínas de baixa densidade (LDL). O risco é mais elevado com valores extremos de colesterol, mas a relação é contínua e mesmo valores de colesterol anteriormente considerados "normais" têm sido associados a risco cardiovascular, ainda mais em doentes com outros factores de risco cardiovascular conhecidos.

As directrizes de tratamento da dislipidemia mais amplamente adoptadas são as do **National Cholesterol Education Program Adult Treatment Panel III (NCEP ATP III)**. A redução do colesterol LDL é o principal objetivo do tratamento, com objectivos secundários que incluem a redução do colesterol não-HDL, através da redução dos triglicéridos, do aumento do colesterol HDL ou de ambos.

Etiologia

A hiperlipidemia pode ser causada por causas primárias (predisposição genética) ou secundárias (dieta, doença subjacente ou medicamentos). A hiperlipidemia primária está associada a uma elevada morbilidade e mortalidade. Na hiperlipidemia primária, ocorre frequentemente um defeito no metabolismo ou no transporte dos lípidos, o que resulta numa redução da atividade dos receptores de LDL e na acumulação de colesterol LDL no plasma, levando à aterogénese.

Classificação ATP III do nível de LDL e triglicéridos Quadro n.º 3.3

LDL-C (mg/dL)	Triglycerides (mg/dL)	Classification
<100	<150	Optimal/normal
100–129		Above optimal
130–159	150–199	Borderline high
160–189	200–499	High
≥190	≥500	Very high

Fisiopatologia:

O colesterol, um lípido, é um componente essencial das membranas celulares e é um precursor no metabolismo das hormonas esteróides e dos ácidos biliares. O colesterol pode ser absorvido a partir de fontes alimentares ou através de fabrico endógeno; até 60% do colesterol no organismo é produzido por via endógena, sendo o restante proveniente de fontes alimentares. Assim, as restrições ao colesterol alimentar serão apenas parcialmente eficazes na redução dos valores de colesterol sérico.15

O colesterol, os triglicéridos e outras partículas lipídicas são transportados pelo corpo humano sob a forma de lipoproteínas. Estas lipoproteínas de forma esférica podem ser divididas em cinco categorias principais: LDL, composed primarily of cholesterol; HDL, mostly containing cholesterol; very-low-density lipoproteins (VLDL), consisting mostly of triglycerides with some cholesterol esters; intermediate-
As lipoproteínas de densidade média (IDL), compostas por triglicéridos e ésteres de colesterol e também conhecidas como restos de VLDL; e as apolipoproteínas alimentares obtidas exogenamente ou montadas no intestino, conhecidas como quilomícrons, revêem estas lipoproteínas.

O LDL representa normalmente 60% a 70% do colesterol total em circulação. O excesso de LDL, ainda mais na presença de factores de risco cardiovascular, é oxidado quando entra no espaço subendotelial vascular, principalmente nas paredes arteriais. O LDL oxidado torna-se citotóxico e inicia o processo de aterosclerose; assim, desempenha um papel proeminente tanto como preditor de doenças cardiovasculares como alvo de terapia medicamentosa. O colesterol HDL representa aproximadamente 20% a 30% do colesterol sérico total. O HDL é o chamado colesterol bom porque está envolvido no transporte reverso do colesterol, ou seja, aceita o colesterol livre dos tecidos periféricos, incluindo a vasculatura, para ser transportado para o fígado e os rins para ser metabolizado e removido. As VLDL são compostas principalmente por triglicéridos e contribuem também para cerca de 10% a 15% dos valores de colesterol sérico total. Os triglicéridos são formados a partir de ácidos gordos livres e são utilizados como fonte de energia. Utilizando tanto a gordura da dieta como o excesso de hidratos de carbono, o fígado produz e segrega VLDL como fonte primária de triglicéridos circulantes.

Existem duas vias principais de metabolismo e transporte do colesterol, a via endógena e a via exógena. O sistema exógeno envolve o metabolismo e o transporte de partículas e resíduos de quilomícrons. O colesterol e os triglicéridos obtidos a partir da dieta são incorporados em quilomícrons ricos em triglicéridos no endotélio intestinal; em seguida, entram no sistema linfático e são transportados por todo o corpo. Uma vez na circulação geral, os quilomícrons podem ser hidrolisados através de um processo enzimático com lipoproteína lipase no endotélio vascular, produzindo um remanescente de quilomícrons e ácidos gordos livres. Os ácidos gordos livres são absorvidos pelo tecido muscular e adiposo e utilizados como fonte de energia. O remanescente de quilomícron mais pequeno contém menos triglicéridos e, por conseguinte, está mais concentrado em colesterol. Estes resíduos de quilomícrons ricos em colesterol contêm apoproteínas B-48 e E, que são reconhecidas pelos receptores hepáticos de LDL para serem absorvidas pelo fígado e incorporadas em sais biliares. Os sais biliares são segregados no intestino e ajudam a solubilizar as gorduras da dieta para ajudar na sua absorção.

O colesterol e os triglicéridos produzidos no organismo são transportados pela via endógena por partículas de VLDL, LDL e HDL. O fígado segrega triglicéridos na corrente sanguínea sob a forma de VLDL, que contém cinco vezes mais triglicéridos do que colesterol. As VLDL também contêm as apolipoproteínas B-100, E e C-II. As apolipoproteínas B e E interagem com os receptores de LDL à superfície das células para a absorção de VLDL e dos seus restos em vários tecidos. A apolipoproteína C-II serve de cofator para a enzima lipoproteína lipase. Quando as VLDL são segregadas do fígado para a corrente sanguínea, o componente triglicérido é hidrolisado pela lipoproteína lipase vascular em IDL e, por fim, em partículas de LDL. Quando as partículas LDL são formadas, a maior parte dos triglicéridos já foi removida pela lipoproteína lipase e são mais pequenas e mais densas, contendo principalmente colesterol. Estas partículas de LDL transportam o colesterol para vários tecidos do corpo, onde interagem com os receptores de LDL para a absorção celular do colesterol. As partículas de LDL são utilizadas para a síntese de esteróides ou para a construção de membranas celulares. O excesso de LDL pode depositar-se no exterior da célula e no endotélio vascular, dando início ao processo aterosclerótico.

Atualmente, reconhece-se que existem diferentes densidades e tipos de partículas de LDL. Em pacientes com síndrome metabólica e/ou diabetes tipo 2, há uma mudança no diâmetro das partículas de LDL para uma partícula de LDL mais densa, que é mais facilmente oxidada e penetra mais facilmente no endotélio vascular (Fig. 41). As partículas de LDL pequenas e densas têm sido associadas a um risco maior de doença cardiovascular.17 Os testes disponíveis no mercado permitem medir o número e a densidade das partículas de LDL, mas não está claro se a terapia medicamentosa que altera a densidade das partículas resultaria em menos eventos cardiovasculares. Algumas partículas de LDL estão rodeadas por uma glicoproteína semelhante ao plasminogénio chamada apolipoproteína; estas partículas de LDL são chamadas Lp(a) e estão fortemente associadas a doenças cardiovasculares.18 Mais uma vez, apesar do risco associado, não há evidência clínica de que a redução da Lp(a) reduza os eventos cardiovasculares.

Factores de risco de doença coronária:-Tabela n.º 3.4

Positive Risk Factors	Comments
Age	**Men ≥45 y; women ≥55 y**
Family history of premature CHD	CHD in male first-degree relative <55 y; CHD in female-first degree relative <65y
Low HDL	<40 mg/dL
Hypertension	Blood pressure ≥140/90 mm Hg or on antihypertensive medication
Cigarette smoking	Current smoker
Negative Risk Factor	Comments
High HDL	≥60 mg/dL (if present, subtract a positive risk factor)
LDL, low-density lipoprotein; HDL, high-density lipoprotein.	

<u>**Revisão da literatura sobre a adesão à medicação em pacientes hipertensos:**</u>

Objetivo: *Intervenção farmacêutica para melhorar a adesão à medicação na insuficiência cardíaca.* **(Allen J.**
Taylor & et al;2005)

Contexto:

A má adesão à medicação diminui os benefícios da farmacoterapia para a saúde. Os doentes idosos com factores de risco coronário necessitam frequentemente de tratamento com vários medicamentos, o que os coloca em maior risco de não aderirem à terapêutica.

Objectivos:

Testar a eficácia de um programa abrangente de cuidados farmacêuticos para melhorar a adesão à medicação e os seus efeitos associados na tensão arterial (PA) e no colesterol de lipoproteínas de baixa densidade (LDL-C).

Conceção, contexto e doentes

Um estudo prospetivo multifásico com uma fase de observação e um ensaio controlado aleatório realizado no Walter Reed Army Medical Center com 200 doentes da comunidade com 65 anos ou mais que tomavam pelo menos 4 medicamentos crónicos.

Intervenção

Após uma fase de rodagem de 2 meses (medição da adesão inicial, PA e LDL-C), os pacientes entraram numa fase de intervenção de 6 meses (educação padronizada sobre medicação, acompanhamento regular por farmacêuticos e medicamentos dispensados em embalagens específicas). Após a fase de intervenção, os pacientes foram seleccionados aleatoriamente para continuarem a receber cuidados farmacêuticos versus cuidados habituais durante mais 6 meses.

Principais medidas de resultado

O objetivo primário da fase de observação foi a alteração da proporção de comprimidos tomados em relação à linha de base; os objectivos secundários foram as alterações associadas na PA e no colesterol LDL. O objetivo primário da fase de aleatorização foi a comparação entre grupos da persistência da medicação.

Conclusões:

Um programa de cuidados farmacêuticos levou a um aumento da adesão à medicação, persistência da medicação e reduções clinicamente significativas da PA, enquanto a interrupção do programa foi associada a uma diminuição da adesão e persistência da medicação.

Objetivo: *Intervenção farmacêutica para melhorar a adesão à medicação na insuficiência cardíaca* **(Michael D. Murray.et al.2007)**

Antecedentes:

Os doentes com insuficiência cardíaca que tomam vários medicamentos sujeitos a receita médica têm, por vezes, uma fraca adesão aos seus regimes de tratamento. Poucas intervenções destinadas a melhorar a adesão à terapêutica foram rigorosamente testadas.

Objetivo:

Determinar se uma intervenção farmacêutica melhora a adesão à medicação e os resultados em termos de saúde, em comparação com os cuidados habituais, em doentes de baixos rendimentos com insuficiência cardíaca.

Intervenção:

Os doentes foram distribuídos aleatoriamente por grupos de intervenção (39% [n _ 122]) ou de cuidados habituais (61% [n _ 192]) e foram seguidos durante 12 meses. Um farmacêutico forneceu uma intervenção multinível de 9 meses, com uma fase pós-estudo de 3 meses. Uma equipa interdisciplinar de investigadores concebeu a intervenção para apoiar a gestão da medicação por parte de doentes com baixa literacia em saúde e recursos limitados.

Medidas:

Os resultados primários foram a adesão, medida através da utilização de monitores electrónicos de prescrição, e as exacerbações que exigiram cuidados no serviço de urgência ou internamento hospitalar. Os resultados secundários incluíram a qualidade de vida relacionada com a saúde, a satisfação dos doentes com os serviços farmacêuticos e os custos directos totais.

Limitações:

Uma vez que foram utilizados monitores electrónicos para verificar a adesão, os doentes não foram autorizados a utilizar auxiliares de adesão aos recipientes dos medicamentos. A intervenção envolveu 1 farmacêutico e um único local de estudo que serviu uma grande população de pacientes indigentes do centro da cidade. Como a intervenção tinha vários componentes, os efeitos da intervenção não puderam ser atribuídos a um único componente.

Conclusões:

A intervenção de um farmacêutico em doentes ambulatórios com insuficiência cardíaca pode melhorar a adesão aos medicamentos cardiovasculares e diminuir a utilização e os custos dos cuidados de saúde, mas o benefício requer provavelmente uma intervenção constante porque o efeito se dissipa quando a intervenção cessa.

Objetivo: *Cumprimento e efeitos adversos dos medicamentos anti-hipertensivos na Índia rural* **(Sunil Kale .et al.2011)**

Antecedentes:

A hipertensão arterial é o problema de saúde mais prevalente entre os pacientes adultos dos cuidados primários, mas o seu reconhecimento e tratamento não são óptimos. Neste estudo, a adesão e a persistência foram estudadas em doentes com hipertensão.

Material e métodos:

Num estudo prospetivo, foram examinados 491 pacientes que sofriam de hipertensão e que se dirigiram ao serviço de consulta de um hospital médico rural em Loni, durante um ano após a administração da medicação anti-hipertensiva prescrita.

Resultados:

Foi observada uma diminuição da tensão arterial nos doentes tratados com um comprimido por dia, em comparação com os doentes tratados com dois e três comprimidos por dia. A adesão foi significativamente melhor nos doentes em terapêutica combinada do que em monoterapia. O custo é um fator determinante importante na decisão da adesão.

Conclusão:

A terapêutica combinada com doses baixas é mais eficaz e bem tolerada do que a monoterapia com doses elevadas. Além disso, observou-se que a incidência de RAM é significativamente menor com a terapia combinada de baixa dose, para além de uma melhor adesão

4. BIBLIOGRAFIA

Sétimo relatório do Comité Nacional Misto para a Prevenção, Deteção, Avaliação e Tratamento da Pressão Arterial Elevada - Relatório JNC 7. JAMA 2003, página n.º 2560-2572.

Schoenberg NE. The relationship between perceptions of social support and adherence to dietary recommendations among African-American elders with hypertension. Int J Aging HUM Dev Page No.279-297.

Wilper AP, Woolhandler S, Lasser KE, McCormick D, Bor DH, Himmelstein DU. A national study of chronic disease prevalence and access to care in uninsured US adults. An Intern Med.2008;149(3),Page No.170-176

Morisky, D.E, Green, L.W.,& Levine, D.M.Concurrent and predictive vlidity of a self-reported measure of medication adherence.Medical Care 2000 Vol 24, Page No.67-74.

Piette,J.D, Heisler, M., Ganoz, D., McCarthy, J.F., & Valenstein, M. Differential medication adherence among patients with diabetes and hypertension.2007; Vol. 58,Page No.207-212

Haynes, R.B., McDonald, H., Garg,A.X., & Montgue,P.Intervenções para ajudar os pacientes a seguir as prescrições de medicamentos.Journal of the American Medical Association 2002; Vol 288, Page No.2880-2883

Pardeshi milind et al, Comparação da eficácia e segurança da amlodipina

e felodipina-ER em doentes com hipertensão essencial. Nissinen A et al, Hypertension in developing countries, *World Health statistics quarterly*, 1998;41:141-154.

Kumar Praveen et al, Cardiovascular disease, *Kumar and clarke's clinical medicine*, 2002, 5ª edição, 818.

Boon N A et al, Cardiovascular disease. *Davidson's principals and Practice of medicine* 2002, 19ª edição, 392.

Hamilton R A, Bricelaand LL, *use of prescription refill lrecords to Assess patient compliance*, 2009; 49:1691-1696.

Cockburn J, Gibbered R W, Reid A L, Sanson Fisher R W, determinantes do não cumprimento de um regime antibiótico de curta duração, *BR medical Journal*, 1987; 295: 814-818.

Pascal Bovet et al, Electronic compliance monitoring in resistant Hypertension: basis of rational therapeutic decisions, *Journal of Hypertension* 2001; 19: 335-341.

Grupo de estudo da hipertensão: Prevalence, awareness, treatment, and control of hypertension among elderly in Bangladesh and India: a multicentre study. *Boletim do Órgão Mundial de Saúde* 2001, 79 (6) :490-500.

Cockcroft DW, Gault MH. Previsão da depuração da creatinina a partir da creatinina sérica. *Nephron.* 1976; 16(1):31-41.

Lang RM, Bierig M, Devereux RB, et al. Recommendations for chamber quantification: a report from the American Society of Echocardiography's Guidelines and Standards Committee and the Chamber Quantification Writing Group, developed in conjunction with the European Association of Echocardiography,a branch of the European Society of Cardiology. *J Am Soc Echocardiogr*.2005; 18(12):1440-1463.

Owan TE, Hodge DO, Herges RM, Jacobsen SJ, Roger VL, Redfield MM. Trends in prevalence and outcome of heart failure with preserved ejection fraction (Tendências na prevalência e resultados da insuficiência cardíaca com fração de ejeção preservada). *N Engl J Med.* 2006;355(3):251-259.

Wu JR, Moser DK, Lennie TA, Peden AR, Chen YC, Heo S. Factores que influenciam a adesão à medicação em doentes com insuficiência cardíaca. *Heart Lung*. 2008;37(1):8-16.

Calvert MJ, Shankar A, McManus RJ, Ryan R, Freemantle N. Evaluation of the management of heart failure in primary care. Fam *Pract*. 2009;26(2):145-153.

Shah SJ, Gheorghiade M. Heart failure with preserved ejection fraction: treat now by treating comorbidities. *JAMA*. 2008;300(4):431-433.

Evangelista LS, Berg J, Dracup K. Relação entre variáveis psicossociais e adesão em pacientes com insuficiência cardíaca. *Heart Lung*. 2001;30(4):294-301.

Farmer KC. Métodos para medir e monitorizar a adesão ao regime de medicação em ensaios clínicos e na prática clínica. *Clin Ther*. 1999;21(6):1074-1090.

Gwadry-Sridhar FH, Arnold JM, Zhang Y, Brown JE, Marchiori G, Guyatt G. Estudo piloto para determinar o impacto de uma intervenção educacional multidisciplinar em pacientes hospitalizados com insuficiência cardíaca. *Am Heart J*.2005;150(5):982.

Cole JA, Norman H, Weatherby LB, Walker AM. Drug copayment and adherence in chronic heart failure: effect on cost and outcomes. *Pharmacotherapy*.2006;26 (8):1157-1164.

Doshi JA, Zhu J, Lee BY, Kimmel SE, Volpp KG. Impact of a prescription copayment increase on lipid-lowering medication adherence inveterans.*Circulation*.2009;119 (3):390-397.

Balfour DC III, Evans S, Januska J, et al. Medicare Part D-a roundtable discussion of current issues and trends. *J Manag Care Pharm*. 2009;15(1)(suppl A): 3-9.

Federman AD, Adams AS, Ross-Degnan D, Soumerai SB, Ayanian JZ. Supplemental insurance and use of effective cardiovascular drugs among elderly Medicare beneficiaries with coronary heart disease. *JAMA*.2001; 286(14):1732-1739.

Grymonpre R, Cheang M, Fraser M, Metge C, Sitar DS. Validity of a prescription claims database to estimate medication adherence in older persons. *Med Care*. 2006; 44(5):471-477.

. chobanian AV, bakris GL, black HR, et.al, and the national high blood pressure education program coordinating Committee, The Seventh Report of the Joint National Committee on Prevention, Detection, Evaluation, and Treatment of High Blood Pressure. O relatório JNC 7. JAMA 2003; 289:3560-72

1990 Organização Mundial de Saúde - Sociedade Internacional de Hipertensão Directrizes para o Tratamento da Hipertensão. Subcomité das directrizes. J Hyper tens 1999;17:151-83.

Série de Directrizes para a Prática Clínica dos Cuidados de Saúde Primários: Hipertensão, Kuwait. Ministério da Saúde, departamento central dos Cuidados de Saúde Primários 2001;2 Arauz Pacheco

C, Parrott MA, Raskin P. The treatment of hypertension in adult patients with diabetes. Diabetes Care 2002; 25:134-47

Comité Nacional Conjunto. Quinto relatório do Comité Nacional Conjunto para a Deteção. Avaliação e Tratamento da Pressão Arterial Elevada. Arch Intern Med 1993; 153:154-83

Neaten Jo, Grimm J, Richard H, et.al. Treatment of mild hypertension study. Relatório final do grupo de investigação. JAMA 1993; 270:71324

Houston MC. Hypertension strategies for therapeutic intervention and prevention of end- organ damage. Prim Care 1991; 18:713-53

Blackburn DF, Dobson RT, Blackburn JL, Wilson TW. Cardiovascular morbidity associated with nonadherence to statin therapy. *Pharmacotherapy*. 2005;25:1035-1043.

Abughosh SM, Kogut SJ, Andrade SE, Larrat P, Gurwitz JH. Persistence with lipid-lowering therapy: influence of the type of lipid-lowering agent and drug benefit plan option in elderly patients. *J Manag Care Pharm*. 2004; 10:404-411.

Jackevicius CA, Mamdani M, Tu JV. Adesão à terapia com estatinas em pacientes idosos com e sem síndromes coronárias agudas. *JAMA*. 2002;288:462- 467.

Col N, Fanale JE, Kronholm P. The role of medication noncompliance and adverse drug reactions in hospitalizations of the elderly. *Arch Intern Med*. 1990;150:841-845.

Sokol MC, McGuigan KA, Verbrugge RR, Epstein RS. Impact of medication adherence on hospitalization risk and healthcare cost. *Med Care*. 2005;43:521- 530.

5. DECLARAÇÃO DE EXONERAÇÃO DE RESPONSABILIDADE EDITORIAL

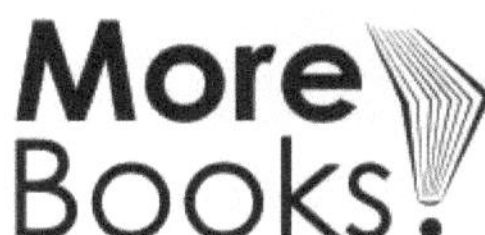

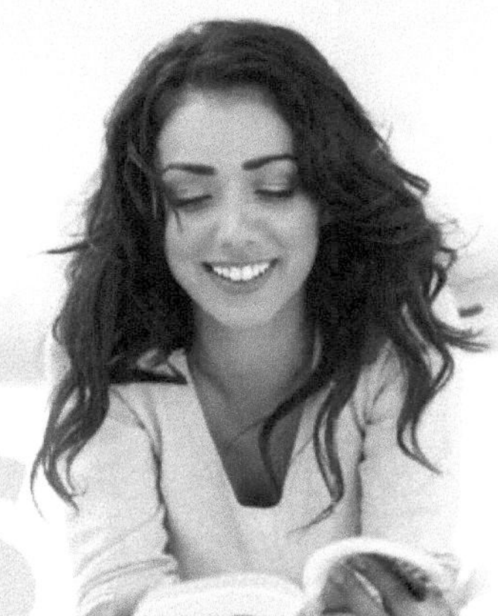

yes

I want morebooks!

Buy your books fast and straightforward online - at one of world's fastest growing online book stores! Environmentally sound due to Print-on-Demand technologies.

Buy your books online at
www.morebooks.shop

Compre os seus livros mais rápido e diretamente na internet, em uma das livrarias on-line com o maior crescimento no mundo! Produção que protege o meio ambiente através das tecnologias de impressão sob demanda.

Compre os seus livros on-line em
www.morebooks.shop

info@omniscriptum.com
www.omniscriptum.com

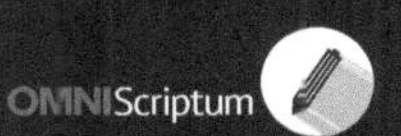

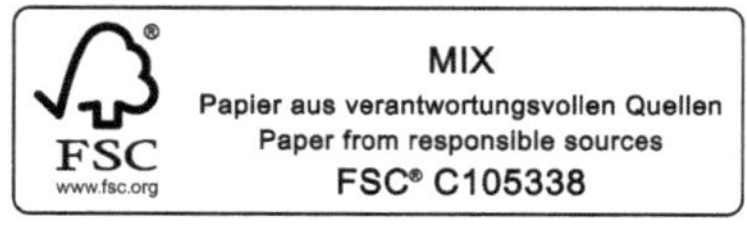

Printed by Books on Demand GmbH, Norderstedt / Germany